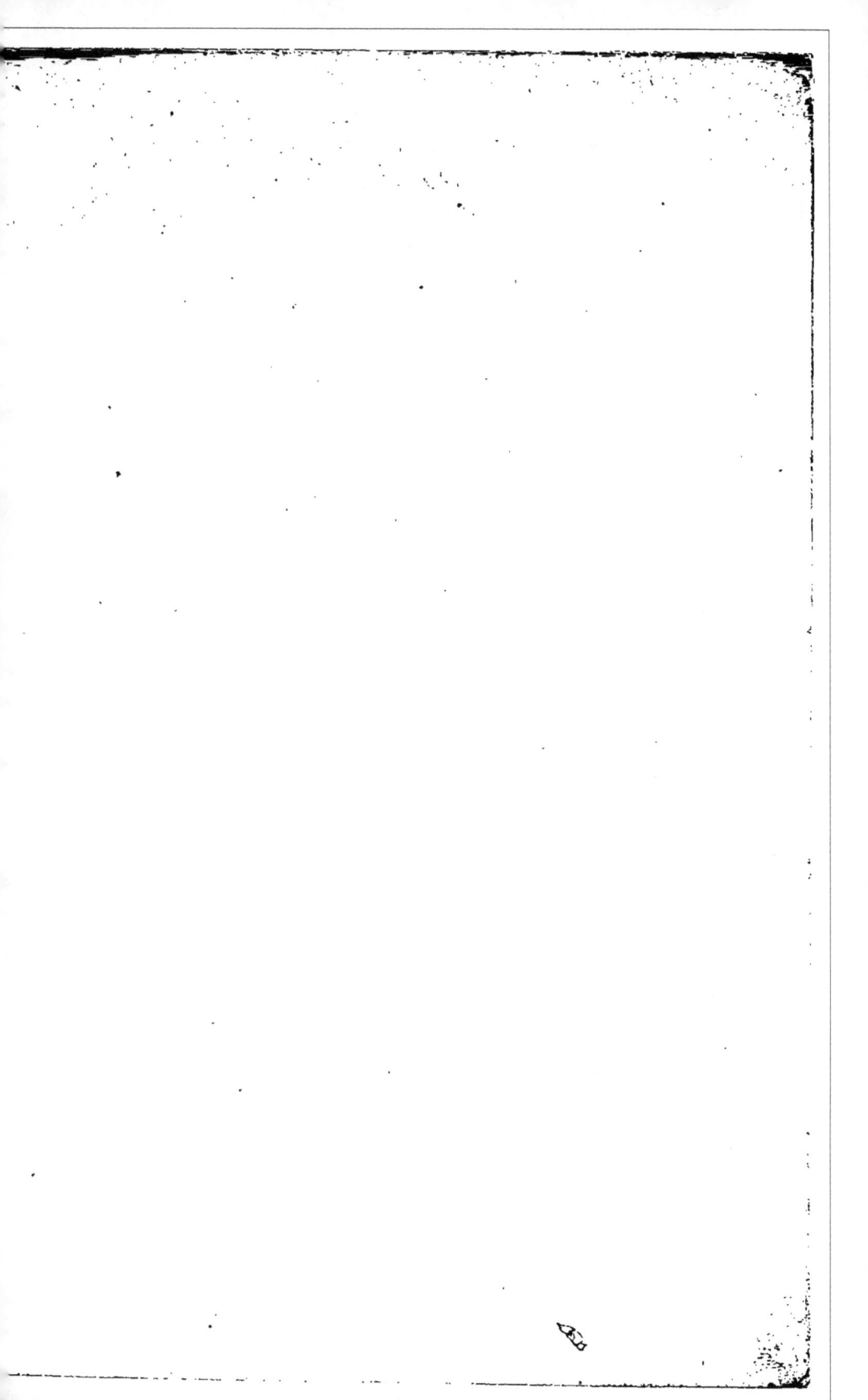

NOTIONS

SUR

L'HYGIÈNE

ET

LA VACCINE.

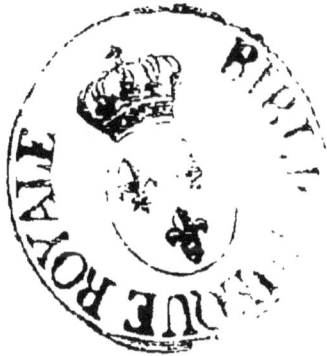

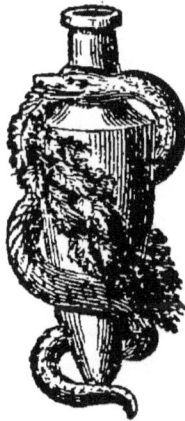

CLERMONT-FERRAND,

THIBAUD-LANDRIOT, Imprimeur-Libraire,
rue St-Genès, n° 8.

1830.

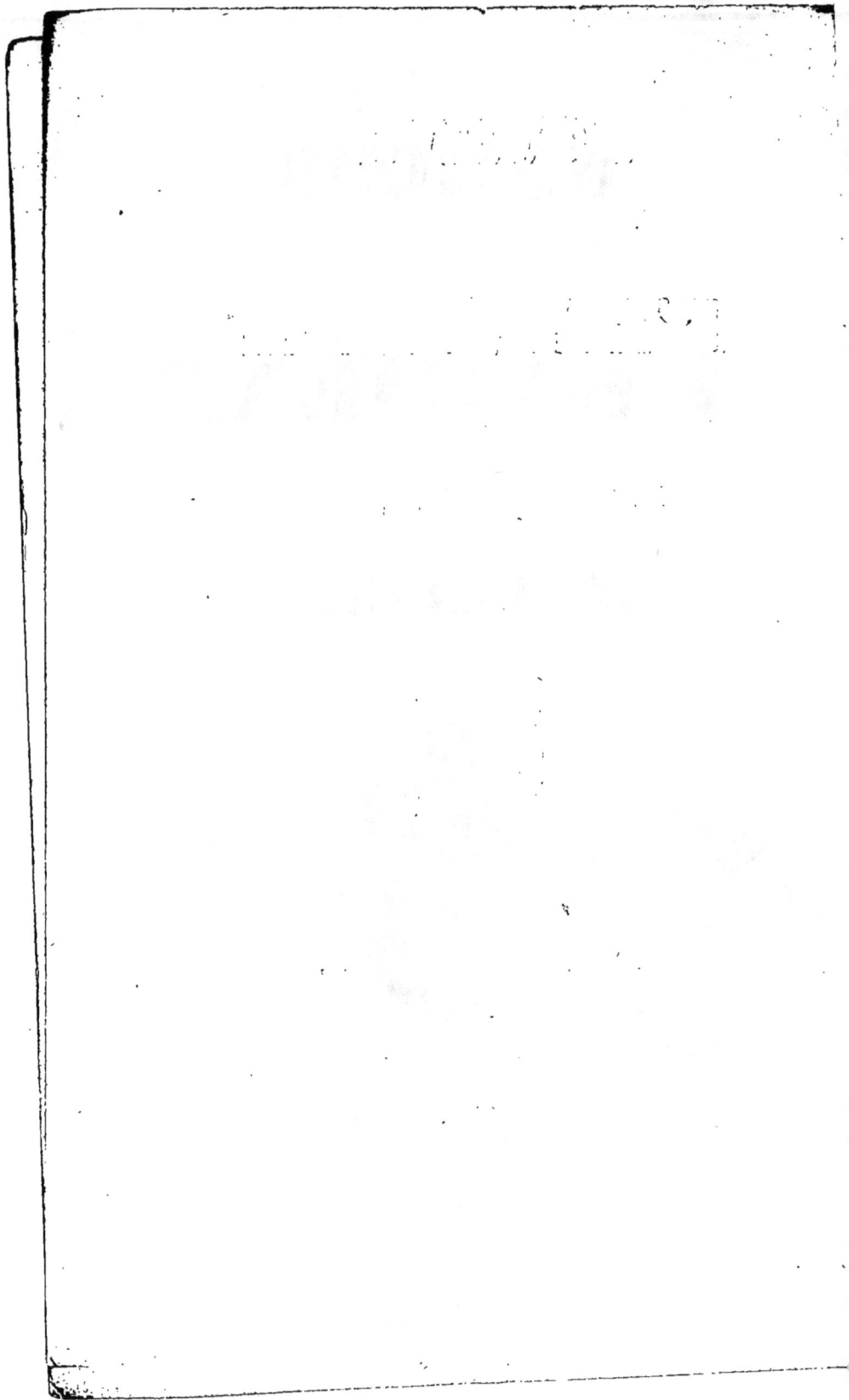

AVANT-PROPOS.

Ces courtes notions sur l'hygiène et la vaccine ont été écrites pour une Encyclopédie élémentaire (1). Elles renferment des préceptes simples et peu développés. Mais ces préceptes ici resserrés en quelques lignes, se trouvent dans la plupart des traités généraux, confondus avec beaucoup d'idées vagues, ou perdus au milieu de divisions ou sous-divisions tout aussi inutiles.

J'ai pensé que cet extrait pourrait servir à quelques personnes, notamment aux sages-femmes, qui sont en position de donner aux habitans des campagnes de bons conseils sur leur santé. C'est ce qui m'a porté à en faire tirer à part quelques exemplaires, en faveur des élèves de *l'Ecole d'accouchement du département du Puy-de-Dôme.*

PEGHOUX, *D. M. et C.*

Clermont-Ferrand, 21 août 1830.

_____

(1) *Nouvelles Leçons de l'enfance,* renfermant des récits extraits de la Bible, et des Notions de Morale, Arithmétique, Géométrie, Géographie, Astronomie, Histoire naturelle, Chronologie et Histoire, etc., avec figures. Prix: 35 centimes.

NOTIONS

SUR

L'HYGIÈNE ET LA VACCINE.

———◆◇◆———

L'HYGIÈNE est l'art de conserver la santé et de préserver des maladies.

Les préceptes de l'hygiène se rapportent principalement à l'air que nous respirons, aux alimens et aux boissons qui servent à notre nourriture, aux lieux que nous habitons, à notre manière de vivre, à nos habitudes, aux passions qui nous agitent, etc. Comme l'on voit, l'hygiène embrasse notre existence tout entière : elle nous apprend à connaître les conditions les plus favorables à notre organisation, et à écarter les choses nuisibles.

I. DE L'AIR.

L'air est un fluide répandu autour de nous, qui pénètre continuellement dans nos poumons pour y vivifier le sang qui parcourt ces organes. L'air nous est absolument nécessaire. Si l'homme cessait de le respirer pendant quelques minutes, sa vie serait gravement compromise et ne tarderait pas à s'éteindre, à moins qu'on ne lui rendît promptement le premier et le plus indispensable de tous ses alimens.

L'air le plus convenable à la santé est celui des lieux un peu élevés, des larges plaines, ou des vallées bien ouvertes. Sur les plus hautes montagnes du globe, l'air est trop léger, trop peu condensé ; ces conditions y rendent la respiration très-difficile. Dans les lieux bas et marécageux, des exhalaisons de mauvaise nature, des *miasmes* altèrent la pureté de l'air et deviennent la cause de diverses maladies. Dans nos habitations, dans les lieux enfermés, dans les camps , les vaisseaux , les prisons, des émanations nuisibles s'élèvent sans cesse des corps des hommes et des animaux, des matières végétales ou animales en décomposition. Il est des circonstances où des gaz (1) se mêlent à l'air en si grande proportion qu'ils en prennent, pour ainsi dire, la place; et si nous nous plongions dans une atmosphère aussi contraire à notre nature, nous serions suffoqués, asphyxiés, comme cela arrive dans les lieux occupés par l'air méphitique qui se dégage à la suite de la fermentation du vin. D'autres fois les effluves empoisonnés sont assez délétères pour tuer soudainement le malheureux qui les respire; telles sont ces émanations qui s'élèvent à l'ouverture des fosses d'aisance.

Influence délétère des marais. Les effets pernicieux des marais sont dus aux amas d'eaux croupissantes, à la putréfaction des animaux et des plantes qui s'y accumulent.

Lorsque l'évaporation met à sec les mares infectes, la décomposition des matières végétales et animales est alors singulièrement favorisée par le contact de l'air et l'action de la chaleur. C'est à la fin de l'été et au commencement de l'automne, que ces conditions viennent empoisonner l'air des lieux marécageux; c'est dans cet instant de l'année que règnent principalement les fièvres intermittentes, dites *fièvres de marais.*

Les moyens les plus importans pour assainir les marais consistent à empêcher la stagnation des eaux croupissantes, à rendre leur écoulement facile, à pratiquer des saignées dans le sol, à étendre en proportion les travaux de la culture.

Lorsque les mares auront été mises à sec par l'effet de la sécheresse et des chaleurs de l'été, il sera utile de recouvrir leur surface avec de la terre qui empêchera le contact de

---

(1) Les gaz sont des fluides plus ou moins invisibles, comme l'air.

l'air, et préviendra les suites d'une décomposition trop accélérée. Par un autre procédé qui aurait aussi ses avantages, on pourrait utiliser la vase des marais en la transportant dans les champs, pour l'employer à la manière des engrais. En même temps qu'il contribuerait à l'amélioration des terres, l'enfouissement de ces matières putrides mettrait à l'abri des exhalaisons qu'elles répandent à l'air libre.

Quand on aura le choix de son habitation, on se gardera bien de la placer de manière que le vent du midi ou les vents dominans dans la contrée y apportent les émanations dont ils se chargent en passant sur des marais ou sur des localités infectées par des causes accidentelles, telles que le rouissage du chanvre, etc. Si une maison se trouvait placée dans une position aussi dangereuse, il faudrait planter un épais massif d'arbres entre la localité insalubre et la résidence que l'on veut protéger ; ce serait le meilleur moyen de rompre la colonne d'air vicié que les vents y dirigent.

Les personnes qui habitent des lieux marécageux ne doivent pas couvrir d'arbres les points qui entourent immédiatement leur habitation. Ces voûtes serrées de verdure retiennent les exhalaisons qui s'échappent du sol, empêchent qu'elles ne soient éparpillées par les courans d'air, contribuent à rendre ces lieux plus humides et plus malsains qu'ils ne le seraient sans leur présence.

On évitera de rester, le soir, après le coucher du soleil, dans le voisinage des marais ; il est encore plus dangereux de s'y abandonner au sommeil, parce que c'est alors que l'absorption des miasmes est plus facile et plus prompte.

Entretien d'un air pur dans les habitations. Le moyen le plus simple et le meilleur, c'est de faire pénétrer souvent dans les appartemens l'air extérieur, dont l'introduction renouvelle celui que nous altérons continuellement par notre seule respiration. Lorsque la saison le permet, il vaut même mieux laisser les croisées ouvertes, ou au moins une communication continuelle avec l'air extérieur.

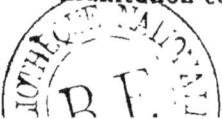

Les habitans des campagnes devront toujours prendre la précaution de séparer les étables, occupées par les animaux, des chambres où habite leur famille; du moins ils devront boucher le mieux possible les communications qu'à leur grand préjudice ils laissent ordinairement exister entre les unes et les autres.

Qu'on ne laisse jamais accumuler dans les lieux d'habitation, des débris dont la décomposition donne lieu à des émanations dangereuses. On doit laver fréquemment les parties des appartemens exposées à être couvertes de boue ou souillées de diverses impuretés. De simples et pauvres artisans de la Hollande et de l'Angleterre, ne négligent même pas de nettoyer tous les jours le devant de leurs modestes demeures.

La propreté des maisons empêche l'altération de l'air qui s'y trouve renfermé, éloigne tous les objets qui choquent la vue, et contribue pour beaucoup à l'entretien de la santé. Les habitans des campagnes, qui pourraient jouir d'un air si salutaire et si pur, s'exposent par leur propre incurie aux fièvres les plus graves; ils laissent dans le voisinage de leurs habitations des mares croupissantes, accumulent à leur porte, dans leurs cours, des fumiers qui seraient mieux placés à quelque distance et au nord de la ferme, surtout si on les entourait d'une haie de verdure, qui en masquerait la vue répoussante et absorberait une partie de leurs exhalaisons.

Air vicié par un gaz méphitique. Dans certaines grottes naturelles, et dans les lieux où l'on fait fermenter la vendange, il se développe un gaz tout-à-fait impropre à la respiration, et qui asphyxie promptement ceux qui se plongent dans son atmosphère. Comme ce gaz, nommé par les chimistes *acide carbonique*, est beaucoup plus pesant que l'air, il jouit de la propriété de se porter toujours en bas et d'occuper les lieux enfoncés. D'après cela, on empêchera son accumulation dans les cuvages, en établissant

ceux-ci au-dessus du sol , ou du moins à son niveau , en
favorisant par de larges ouvertures l'entrée de l'air extérieur et l'écoulement du gaz méphitique. L'écoulement de
ce dernier serait encore plus assuré par le moyen d'un con-
duit qui partirait du sol du cuvage et irait aboutir, à l'extérieur, à un niveau plus bas.

On devra toujours se munir d'une lumière pour entrer
dans les lieux où l'on fait fermenter le raisin : si la lumière
ne s'éteint pas, on n'a aucun danger à craindre.

Un gaz un peu différent, mais tout aussi dangereux, se
développe dans les chambres enfermées où l'on brûle du
charbon de bois, et même de la braise.

Pour assainir les lieux infectés, on a découvert derniè-
rement une substance précieuse ; c'est le *chlorure de chaux*,
ou celui de *soude*. On mêle un litre de ce liquide à dix ou
douze litres d'eau de rivière ; on arrose l'appartement, et,
s'il le faut, on lave les murs et les planchers avec ce mélange ; on relave ensuite avec de l'eau pure , et on ouvre
portes et fenêtres pour faire bien sécher.

II. Des Alimens et des Boissons.

Des alimens. Nous tirons nos alimens de la chair des
animaux, du lait, du beurre et d'autres produits qu'ils
nous fournissent ; nous les tirons aussi des herbages, des
légumes, des fruits qui nous sont donnés par les plantes.
Quoique dans certaines contrées de la terre on trouve des
hommes qui s'accommodent très-bien d'une nourriture
purement animale, ou toute végétale, il paraît qu'un mélange de ces deux espèces de nourriture est celui qui convient le mieux à notre organisation. Les alimens, pour être
rendus d'une digestion plus facile, doivent subir des préparations diverses , telles que la coction, etc. Les assaison-
nemens dont on les aiguise souvent, sont utiles. C'est par
eux que les alimens excitent l'organe du goût, provoquent
l'afflux de la salive dont le mélange est si favorable à la digestion, excitent l'estomac au degré convenable. Mais ces

condimens, pour être salutaires, ne doivent être employés que dans certaines proportions et avec réserve. Mélangés en trop grande quantité à nos alimens, ils irriteraient à la longue les membranes de l'estomac, les disposeraient à des inflammations chroniques, et altéreraient les fonctions importantes qui leur sont confiées. C'est ainsi que la moutarde, le poivre, pris d'une manière abusive, les sauces de haut goût affaiblissent les forces digestives, après les avoir trop excitées.

Notre nourriture doit être modifiée suivant les saisons : la nature nous l'indique elle-même en nous faisant désirer telle ou telle sorte d'alimens. En été, nous éprouvons un goût prononcé pour les alimens végétaux, pour les fruits dont l'usage est très-propre à éloigner le développement des irritations gastriques et des autres affections que l'action de la chaleur fait naître. Pendant l'hiver, nous préférons une nourriture animale, et avec raison, car l'assimilation des substances animales développe beaucoup de chaleur; la digestion s'en fait moins rapidement, soutient les forces d'une manière plus énergique, et nous rend plus capables de résister à l'influence d'un élément rigoureux.

Dans tous les temps, certaines plantes rafraîchissantes, comme le cresson, la laitue, sont salutaires, et peuvent nous prémunir contre des maladies.

Les alimens de mauvaise qualité, les viandes gâtées; le pain auquel on a mêlé de l'ivraie (1) ou du seigle ergoté(2), développent de mauvaises fièvres, le scorbut, peuvent même empoisonner. Les fruits verts donnent le dévoiement, des crampes d'estomac, etc. L'usage prolongé des viandes

---

(1) D'après Parmentier, en faisant dessécher l'ivraie dans un four avant d'en faire du pain, on lui ôte ses qualités vénéneuses.

(2) On reconnaît le pain fait avec du seigle ergoté, aux taches violettes dont il est parsemé. — Quant au seigle ergoté lui-même, il présente une excroissance recourbée en crochet, noirâtre, très-dure; c'est ce qu'on appelle l'*ergot*. Il a une saveur âcre.

salées est toujours préjudiciable à la santé. Il est très-dan-
gereux de manger des viandes de poissons trouvés morts ,
d'animaux fatigués par une longue route , morts à la suite
de maladies, surtout de maladies pestilentielles comme le
charbon. L'influence délétère de cette dernière maladie
peut même atteindre le boucher qui dépècerait l'animal,
et le tanneur qui préparerait son cuir.

Des boissons. La base de toute boisson , la boisson par
excellence , c'est l'eau. La meilleure est celle qui a coulé
plus ou moins long-temps à l'air libre , et a pu absorber et
retenir une partie de ce fluide. L'eau qui n'a jamais eu le
contact de l'air, ou qui a été privée par l'ébullition de
celui qu'elle avait absorbé, est crue et se digère avec peine.
Avant de s'en servir, il faudra l'agiter à l'air.

Souvent des eaux de puits, et certaines eaux de sources
sont tellement chargées de sel en dissolution , qu'elles provoquent le dévoiement et d'autres incommodités, en même
temps qu'elles sont impropres à la préparation des alimens.
Ces eaux dissolvent mal le savon , et cuisent difficilement
les légumes; elles doivent être rejetées de l'usage habituel.

On ne doit pas non plus faire sa boisson d'eaux situées
près des égoûts, des latrines, de celle de citernes et de puits
très-profonds, en un mot, d'une eau qui ne sera pas fraîche,
limpide et sans odeur. L'usage des eaux corrompues ou
souillées de diverses impuretés, serait funeste. Lorsqu'on
est forcé de s'en servir, on peut les clarifier et les rendre
très-potables en les filtrant à travers du sable fin ou de la
poussière de charbon.

Construction d'une fontaine dépuratoire.

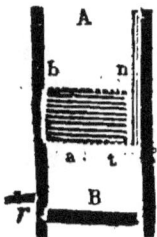

Partagez un tonneau en trois capacités, au
moyen de deux doubles fonds percés d'un
grand nombre de petits trous *a t*, *b n*; sur
a t placez un tissu de laine, et par-dessus ,
une couche d'environ deux pouces de grès

pilé ou de sable fin et bien lavé ; formez une seconde couche, épaisse d'environ un pied, avec un mélange de poudre grossière de charbon de bois et de grès pilé ou sable fin. Il faut la comprimer fortement ; la recouvrir de deux pouces de sable, et le tout d'un tissu de laine, avant de placer le fond *b n*. — Alors l'eau que l'on versera dans la capacité A, traversera la couche du charbon dépurateur, et, fût-elle très-corrompue, arrivera saine et excellente à la capacité B, d'où on la tirera pour l'usage par le robinet *r*. — Placez un petit tuyau *t n* qui aille de *t* au sommet de la fontaine, pour donner passage à l'air de la capacité B.

L'eau pure est peut-être la meilleure de toutes les boissons. Néanmoins l'usage modéré des boissons fermentées, pendant le repas, n'est nullement préjudiciable. Le vin, pris en petite quantité ou coupé avec de l'eau, sert à stimuler légèrement l'estomac, et à entretenir avantageusement les forces des hommes occupés à des travaux fatigans. Mais l'usage immodéré des liqueurs fermentées, ainsi que l'ivresse qui en résulte, sont aussi funestes à la santé, qu'ils sont contraires à la dignité de l'homme, et au respect qu'il se doit à lui-même. Les ivrognes périssent ordinairement de bonne heure ; des attaques d'apoplexie, la paralysie, l'imbécillité ne sont que trop fréquemment les suites de leurs funestes habitudes.

Sans aller même jusqu'au degré de l'ivrognerie, il faut dire que les boissons fermentées sont nuisibles, prises entre les repas, et sans nécessité, à moins que, coupées avec de l'eau, elles ne soient destinées, dans la saison de l'été, à étancher la soif sans affaiblir les forces déjà débilitées par les fortes chaleurs.

Rien n'est dangereux comme de prendre des boissons froides lorsque le corps est arrosé de sueur, ou avant d'avoir pris un peu de repos. Bien des personnes ont payé par des maladies graves, quelquefois mortelles, le plaisir d'avoir étanché leur soif à des fontaines glacées.

III. Lieux d'habitation.

Les maisons, pour être saines, doivent être percées le plus possible de croisées élevées, surtout aux aspects du levant et du midi. Le rez-de-chaussée doit être élevé au-dessus du sol, principalement dans les lieux bas et humides.

Une précaution assez importante pour ne pas être négligée, c'est de ne pas habiter une maison récemment construite, des chambres nouvellement blanchies : des rhumatismes, et souvent des maladies plus dangereuses, ont été la suite de cette imprudence.

IV. Habitudes, Exercices, Passions.

On a dit avec raison que la meilleure des habitudes, c'est de n'en point avoir. Néanmoins la division du temps, les rapports sociaux nous forcent à régler nos devoirs, à prendre des habitudes ; c'est à rendre ces habitudes bonnes et sans dangers que nous devons nous attacher.

L'habitude de régler les repas nous paraît avantageuse. Un homme adulte a besoin de trois repas par jour. Ceux qui ne font que deux repas ou même un seul, chargent trop à la fois leur estomac, et s'exposent à une foule d'incommodités. Les hommes adonnés à un travail manuel et fatigant, ont besoin de quatre repas pour réparer leurs forces. Il ne faut pas se coucher aussitôt après avoir mangé ; c'est souvent la cause de cette sensation si pénible qu'on appelle le *cauchemar*.

L'instinct naturel, la raison, l'expérience que nous faisons tous les jours de ce qui peut nous nuire, nous indiquent assez ce qui convient à notre tempérament, et la quantité d'alimens que nous devons prendre. Manger avec mesure et sobriété, est la première et la plus indispensable règle de l'hygiène.

Il serait peut-être plus convenable pour la santé, de ne jamais se créer certaines habitudes, comme celles de priser ou de fumer ; il faut cependant convenir que lorsqu'elles sont trop enracinées, il y a souvent du danger à vouloir s'en défaire brusquement et sans préparations.

Quelques maladies extérieures, chroniques, telles que de vieux ulcères, doivent, dans beaucoup de cas, être respectées, sous peine de s'exposer à des maladies intérieures beaucoup plus graves.

Que la propreté soit la première de nos habitudes. Elle contribue puissamment à l'entretien de la santé. Les ablutions, les bains domestiques, les bains de rivières sont à la portée de toutes les classes de personnes.

L'exercice ne saurait aussi être trop recommandé, surtout aux personnes que leur état force à une vie sédentaire. Chez elles, l'exercice seul entretiendra un équilibre convenable entre les diverses fonctions de la vie.

Que ces fonctions ne soient jamais troublées par les passions violentes qui nous dégradent. Réprimons ces mouvemens tumultueux, aussi destructifs de notre machine physique, que contraires aux lois de la morale.

DE LA VACCINE.

IL est une maladie affreuse qui a paru pour la première fois en Afrique dans le sixième siècle, et qui n'est connue en Europe que depuis le douzième; plus meurtrière (1) que la peste elle-même, elle estropie ou défigure souvent ceux qu'elle ne tue pas; c'est la *petite vérole* ou *variole*. Une bonne mère ne néglige jamais de garantir ses enfans de ce fléau terrible, contre lequel le docteur Jenner a trouvé dans la *vaccine* un préservatif facile et assuré, et qui n'est jamais

(1) D'après les *registres de l'état civil* de Marseille, en 1828, sur 2,477 décès, il y en a ou 1,234 d'occasionnés par la petite vérole.

dangereux. Il est arrivé que quelques personnes vaccinées ont été atteintes de la *variole*, mais chez elles cette maladie a été très-bénigne. Cette éruption qui peut survenir après la vaccine, et aussi après la *petite-vérole* elle-même, a reçu le nom de *varioloïde*.

Manière de vacciner. On vaccine à chaque bras par deux ou trois piqûres faites avec une lancette ou une aiguille sur laquelle on a reçu une petite portion de la matière contenue dans les boutons d'un sujet vacciné depuis huit jours. Il suffit, pour extraire cette matière, de faire superficiellement de petites piqûres sur le bouton. On voit bientôt paraître, à leur surface, des gouttelettes d'une matière limpide comme l'eau; cette matière est le *vaccin*.

Signes de la vraie vaccine. On n'aperçoit aucun travail aux piqûres que du troisième au cinquième jour. Il y a alors une petite rougeur et un peu d'élévation, qui augmentent jusqu'au sixième jour. Le septième, on voit paraître un petit bouton de couleur argentée, qui a un enfoncement au centre, circulairement rempli d'une matière limpide, et qui est entouré d'un petit cercle rouge. Le huitième jour, la base du bouton devient tendue; le cercle rouge augmente : quelquefois il survient de la fièvre.

Cet état fait des progrès jusqu'aux neuvième et dixième jours, après quoi le bouton commence à se dessécher et à former une croûte qui tombe *du vingtième* au vingt-cinquième jour.

Conservation du vaccin. On peut conserver le vaccin pendant quelque temps dans des tubes de verre, ou entre deux petites lames de la même substance, unies vers leurs bords par une couche de cire qui empêche l'introduction de l'air. Ces *verres de vaccin* doivent être tenus à l'abri de la chaleur et de l'humidité.

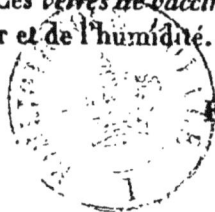

FIN.